MANUAL DO AUTISMO

DR. GUSTAVO TEIXEIRA

MANUAL DO AUTISMO

Guia dos pais para o tratamento completo

11ª edição

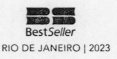

RIO DE JANEIRO | 2023

CIP-BRASIL. CATALOGAÇÃO NA PUBLICAÇÃO
SINDICATO NACIONAL DOS EDITORES DE LIVROS, RJ

T265m
11ª ed.
Teixeira, Gustavo
Manual do autismo / Gustavo Teixeira. – 11. ed. – Rio de Janeiro : Best*Seller*, 2023.
96 p. ; 21 cm.

Inclui bibliografia
ISBN 978-85-7684-967-4

1. Autismo. 2. Autismo em crianças. 3. Pediatria. 4. Distúrbios da linguagem em crianças. 5. Educação especial. I. Título.

15-29076

CDD: 618.928982
CDU: 159.964.2-053.2

Texto revisado segundo o novo Acordo Ortográfico da Língua Portuguesa.

Título original:
MANUAL DO AUTISMO
Copyright © 2016 by Gustavo Teixeira

Capa: Elmo Rosa
Editoração eletrônica: Abreu's System

Todos os direitos reservados. Proibida a reprodução,
no todo ou em parte, sem autorização prévia por escrito da editora,
sejam quais forem os meios empregados.

Direitos exclusivos de publicação em língua portuguesa para o mundo reservados pela
Editora Best Seller Ltda.
Rua Argentina, 171, parte, São Cristóvão
Rio de Janeiro, RJ – 20921-380

Impresso no Brasil

ISBN 978-85-7684-967-4

Seja um leitor preferencial Record.
Cadastre-se e receba informações sobre nossos lançamentos e nossas promoções.

Atendimento e venda direta ao leitor
sac@record.com.br

DEDICATÓRIA

Dedico este guia

aos meus dois queridos filhos, Pedro Henrique e João Paulo;

aos mais de seiscentos mil crianças e adolescentes brasileiros portadores do transtorno do espectro autista e suas famílias;

aos médicos pediatras, profissionais essenciais à saúde básica e que deveriam ser as ferramentas fundamentais para a identificação precoce do transtorno do espectro autista;

aos profissionais da saúde mental infantil e membros das associações e grupos de apoio espalhados por todo o Brasil e que bravamente trabalham na divulgação, conscientização e educação sobre o autismo no país.

Gostaria de deixar um agradecimento especial ao amigo e grande psiquiatra da infância, Dr. César de Moraes, por acreditar neste projeto e pela revisão técnica desta obra.

Nós estamos convencidos de que as pessoas autistas têm seu espaço na comunidade. Elas preenchem seu papel bem, talvez melhor que qualquer outra pessoa conseguiria, e nós estamos falando de pessoas que quando crianças apresentavam as maiores dificuldades e causavam preocupações incontáveis a seus cuidadores.

HANS ASPERGER, 1944

Sumário

Prefácio 13

Introdução 17

   1. Quem são as crianças de Leo Kanner?........ 23

   2. Existem muitos casos de autismo?............. 29

   3. Quais são as causas e os possíveis fatores
de risco para o autismo?............................ 33

   4. Sinais de alerta! Quais são as
características iniciais do autismo? 39

   5. Como se faz a avaliação e o diagnóstico
do autismo?.. 49

   6. Como é o tratamento do autismo?............. 55

   7. Síndrome de Asperger 77

   8. Sites na web... 87

Bibliografia.. 89
O autor 93
Contato com o autor.. 95

PREFÁCIO

Seguindo os passos de seus sucessos anteriores — *Desatentos e hiperativos, Manual antidrogas, Manual antibullying, O reizinho da casa* e *Manual dos transtornos escolares* —, o Dr. Gustavo Teixeira agora volta sua atenção a um dos maiores problemas de saúde pública no mundo, o transtorno do espectro do autismo.

Em uma linguagem de simples leitura e utilizando-se de exemplos e casos clínicos, o Dr. Teixeira transforma um problema extremamente complexo em um assunto de fácil compreensão para as famílias de autistas, professores e profissionais que estão se iniciando no tema.

Nos capítulos iniciais do *Manual*, além de uma breve visão histórica, são discutidos possíveis fatores genéticos e ambientais e chama-se atenção para uma série de mitos que têm sido extremamente maléficos para a comunidade autista (a mãe geladeira, vacinas, quelação etc.).

A seguir, muito apropriadamente, o autor chama atenção para sinais de alerta que devem ser observados em diferentes fases nos primeiros cinco anos de vida e pede um cuidado especial aos profissionais de saúde primária que, até um passado recente, tendiam a ter uma posição de "esperar para ver".

Nos últimos capítulos, o Dr. Gustavo Teixeira revisa, de forma simples e clara, os critérios de diagnósticos, algumas das escalas de avaliação utilizadas no Brasil e no mundo e as mais importantes modalidades terapêuticas.

Ao final, encontra-se uma relação extremamente útil de sites confiáveis que podem ser acessados com segurança por todos aqueles que participam da comunidade autista no Brasil.

Assim como em seus sucessos literários anteriores, o Dr. Gustavo Teixeira consegue, mais uma

PREFÁCIO

vez, tornar um assunto tão complexo quanto o do transtorno do espectro do autismo em uma aprazível leitura, de fácil compreensão para não especialistas e com informações extremamente atualizadas e de grande utilidade.

Boa leitura a todos,

CARLOS GADIA, M.D.
Associate Director, Dan Marino Center – Miami Children's Hospital
Clinical Assistant Professor, Department of Neurology – University of Miami Miller School of Medicine
Clinical Associate Professor of Neurology, Herbert Wertheim College of Medicine – Florida International University
Clinical Associate Professor of Pediatrics, College of Osteopathic Medicine – Nova Southeastern University

INTRODUÇÃO

Gostaria de descrever um pouco da minha vivência com crianças diagnosticadas com transtorno do espectro autista e seus familiares.

Apesar de mais de vinte anos de experiência na área de transtornos de neurodesenvolvimento, diagnosticar o transtorno do espectro autista (TEA) ainda me angustia muito, devido ao sofrimento dos pais ao receberem o diagnóstico dos filhos.

É um momento de muita ansiedade e expectativa sobre o que está por vir e sobre o que fazer de melhor para os filhos ficarem bem. Nesse momento, informações de qualidade baseadas em evidências científicas sobre o motivo do diagnóstico, as causas do transtorno e, principalmente, o que fazer para ter sucesso no tratamento são o começo de tudo. Este manual é extremamente relevante para os pais e para diversos profissionais, pois traz informações essenciais para os familiares dos indivíduos que receberam o diagnóstico.

O transtorno do espectro autista é uma síndrome de início precoce caracterizada por alterações marcantes no desenvolvimento da linguagem e da interação social. Há também a presença de comportamentos estereotipados e repetitivos, rituais, alterações sensoriais e interesses restritos. Essas características são essenciais para que ocorra o diagnóstico e estão presentes em todos os indivíduos com o transtorno.

Apesar de todos os diagnosticados exibirem esses sintomas, o quadro clínico apresenta níveis de severidade muito distintos. Indivíduos com o mesmo diagnóstico podem ter manifestações clínicas muito diferentes. Vem daí o termo "espectro". Esse fato comumente confunde pais e até mesmo profissionais experientes, sendo fundamentalmente resultado de diferenças no nível intelectual e na linguagem dos indivíduos afetados pelo transtorno. É evidente que os pacientes com sintomas mais leves

INTRODUÇÃO

são os mais difíceis de serem diagnosticados, pois seu desenvolvimento é mais próximo do esperado.

Dependendo do nível global de funcionamento, eles têm dificuldades marcantes em criar vínculos de amizade, aprender novos conceitos e ser independentes no dia a dia.

O transtorno se inicia precocemente (é muito comum a presença de sintomas no primeiro ano) e costuma persistir ao longo da vida do indivíduo.

Desde a década de 1970 ninguém duvida que a causa seja inata e decorrente de fatores orgânicos. Essa certeza se dá por conta da alta concordância do transtorno entre gêmeos com a mesma carga genética (homozigóticos), da alta prevalência de epilepsia e do muito frequente comprometimento do nível intelectual dos indivíduos.

Ainda não há uma causa clara para o transtorno, mas muitas teorias têm sido aventadas como fator etiológico. A principal delas se associa a uma alteração nos processos de ativação e desativação de determinadas regiões cerebrais associadas à linguagem, à cognição social e à criatividade. Esse desequilíbrio funcional é provavelmente modulado por fatores genéticos ainda desconhecidos (muitos genes estão envolvidos nesse processo).

O diagnóstico precoce é fundamental no processo de tratamento. Crianças diagnosticadas precocemente têm uma chance muito maior de apresentarem melhorias bastante significativas nos sintomas do transtorno ao longo da vida. Quanto mais cedo for feita a intervenção, melhor. Infelizmente, isso não tem ocorrido em nosso país. Enquanto a média de idade de diagnóstico nos Estados Unidos é de cerca de 3 anos (o que já é tarde, pois o diagnóstico antes dos 2 anos garante um prognóstico melhor), no Brasil os indivíduos são diagnosticados por volta dos 8 anos de idade e acabam tendo um prognóstico muito pior. As mães costumam ser as primeiras a perceberem os sinais do transtorno nos filhos e, muito frequentemente, não são ouvidas nem pela família nem pelo pediatra da criança, o que retarda o diagnóstico e compromete o desfecho desses indivíduos na vida adulta.

São inúmeras as propostas de tratamento, muitas com maior número de evidências científicas e outras sem praticamente nenhuma. Mas algumas questões no tratamento são fundamentais para um bom desfecho. A estimulação deve ser frequente e iniciada cedo, com o emprego de técnicas diversas. O apoio dos pais é fundamental no tratamento, e

INTRODUÇÃO

o cuidado de outras patologias (físicas ou mentais) que costumam estar associadas ao transtorno contribui muito na evolução clínica do individuo.

Gostaria de concluir deixando um recado aos pais. Dois objetivos são primordiais nesse processo de ajuda aos indivíduos com TEA: as famílias e os indivíduos afetados devem batalhar por qualidade de vida e pela felicidade; o outro objetivo é a busca constante pela independência na vida adulta do portador. Esses são objetivos fundamentais no processo de formação de qualquer filho, tendo o diagnóstico de TEA ou não.

Boa leitura!

Dr. César de Moraes
Psiquiatra da Infância e Adolescência
Professor do Centro de Ciências da Vida –
FCM–PUC-Campinas

CAPÍTULO 1

QUEM SÃO AS CRIANÇAS DE LEO KANNER?

Inicialmente, julgo necessário debater a classificação atual do que popularmente chamamos de autismo. Sua nomenclatura e classificação passaram por diversas reformulações desde 1980, quando a condição foi oficialmente reconhecida como um diagnóstico médico na terceira edição do *Manual diagnóstico e estatístico dos transtornos mentais – DSM-III*, publicado pela Associação Americana de Psiquiatria.

Atualmente, o termo "autismo" é oficialmente preterido em favor do termo "transtorno do espectro autista". A nova classificação descrita no *DSM-5*, última publicação da Associação Americana de Psiquiatria, uniformiza o diagnóstico, pois cada caso envolve uma miscelânea de sintomas e manifestações muito diferentes e distintos uns dos outros, mas com características básicas comuns que os tornam a mesma patologia dentro de um espectro que vai de quadros mais leves a mais graves.

Neste guia, tomei a liberdade de utilizar tanto o termo antigo, autismo (historicamente mais conhecido pela população), quanto o atual, transtorno do espectro autista.

O transtorno do espectro autista pode ser definido como um conjunto de condições comportamentais caracterizadas por prejuízos no desenvolvimento de habilidades sociais, da comunicação e da cognição da criança. O aparecimento dos sintomas se dá nos primeiros anos de vida.

Essas condições podem se apresentar de diversas formas, compreendendo um universo de possibilidades sintomatológicas, cada caso apresentando particularidades que merecem cuidados e intervenções individualizadas.

Você provavelmente já ouviu aquela frase: "No autismo, cada caso é um caso diferente"; portanto, devido à complexidade e de todo o universo de pro-

QUEM SÃO AS CRIANÇAS DE LEO KANNER?

blemas comportamentais e de desenvolvimento que podem estar presentes, múltiplas possibilidades de intervenção são possíveis e necessárias para ajudar na melhoria dos sintomas nessas crianças e adolescentes.

O autismo foi inicialmente descrito de forma brilhante pelo médico, pesquisador e professor da Universidade Johns Hopkins, o psiquiatra infantil austríaco Leo Kanner, em 1943. Ele publicou um artigo científico com o relato de 11 crianças que apresentavam três características comuns entre si que tornavam seu comportamento muito diferente do usual para jovens da mesma idade. Havia desinteresse e inabilidade de se relacionar com outras pessoas; um desenvolvimento peculiar da linguagem verbal, marcada por ecolalia (repetição de palavras ouvidas pela criança); presença de estereotipias (repetição de movimentos corporais sem propósito aparente) e inversão pronominal (crianças que se chamavam na terceira pessoa), por exemplo, dizendo "Pedro quer água" em vez de "eu quero água", ou, ainda, chamando a si próprio de "ele" ou "ela".

Historicamente, vale ressaltar a importância de uma médica inglesa, psiquiatra da infância e da adolescência, a Dra. Lorna Wing. Seus estudos estabeleceram a análise do autismo sob a ótica de três pilares de prejuízos principais (conhecidos como "tríade de Wing") presentes nos portadores de transtorno do espectro autista. Esses três pilares estariam relacionados com prejuízos da socialização, prejuízos na linguagem verbal e não verbal e comportamentos repetitivos ou estereotipados.

Leo Kanner

Leo Kanner nasceu em Klekotow, território do Império Austro-Húngaro, em 1896, e se tornou médico pela Universidade de Berlim em 1921, mesmo ano em que decidiu emigrar para os Estados Unidos para trabalhar como médico assistente em um hospital no estado da Dakota do Sul.

Em 1930, Kanner fundou o primeiro departamento de psiquiatria infantil no Hospital Universitário Johns Hopkins, em Baltimore, Maryland, e em 1935 publicou o primeiro tratado de psiquiatria infantil em língua inglesa.

O artigo "Autistic Disturbances of Affective Contact" [Distúrbios autísticos do contato afetivo], juntamente com os trabalhos de Hans Asperger e Lorna Wing, formam as bases do estudo moderno do transtorno do espectro autista.

Leo Kanner faleceu em 1981, aos 86 anos de idade. Seu trabalho fantástico merece todo destaque no nosso guia, pois ainda hoje influencia e inspira profissionais de todo o mundo para o desenvolvimento de uma das especialidades médicas mais necessárias nos dias atuais, a psiquiatria da infância e adolescência.

QUEM SÃO AS CRIANÇAS DE LEO KANNER?

As dificuldades na área de socialização estão relacionadas com a Teoria da Mente, capacidade que todos nós temos de nos colocarmos na posição do outro, isto é, de entendermos que outra pessoa é capaz de pensar diferente de você, de ter crenças, desejos e pensamentos distintos. Resumindo, somos capazes de entender as emoções e o comportamento de outros indivíduos.

Essa dificuldade de relacionamento e interação social nos dá a impressão de que a criança está fechada dentro de seu mundo particular e não consegue interagir com outras pessoas.

Mais um pilar importante está relacionado com a linguagem. A grande maioria dos pacientes com autismo não está falando quando é diagnosticado, sendo que aproximadamente 70% deles permanecerão mudos pelo resto de suas vidas.

Apesar de todas as dificuldades linguísticas apresentadas por essas crianças, muitas delas podem aprender a falar pequenas frases e ser capazes de seguir instruções simples, enquanto outras podem apresentar falas complexas e rebuscadas.

Destaco também as estereotipias verbais, repetições automáticas de frases, palavras ou sons pronunciados pela criança de uma forma mecânica e sem nenhuma finalidade linguística

MANUAL DO AUTISMO

Tudo dependerá da gravidade do autismo. Os prejuízos apresentados podem ser variáveis, indo de quadros muito graves a condições suaves e quase imperceptíveis ao olhar de um médico não especialista.

O terceiro pilar da tríade de Wing são as estereotipias motoras. São respostas repetitivas em que a criança se estimula objetivando uma regulação sensorial ou mesmo uma busca por sensações físicas de prazer.

Os exemplos mais comuns de estereotipias observadas nessas crianças são: *flapping* (movimento de balançar as mãos), *rocking* (mover o tronco para frente e para trás), andar na ponta dos pés, movimentar as mãos na frente do rosto, girar sobre o próprio eixo, observar objetos que giram ou correr sem um objetivo claro.

Encorajo o amigo leitor a pesquisar sobre a fascinante história de Temple Grandin, doutora em Ciência Animal e professora da Universidade do Estado do Colorado. A Dra. Grandin tem o diagnóstico de autismo e é uma escritora de sucesso nos Estados Unidos, além de grande defensora das causas dos portadores de transtorno do espectro autista e fonte de inspiração para famílias no mundo todo.

CAPÍTULO 2

EXISTEM MUITOS CASOS DE AUTISMO?

Os transtornos do espectro autista apresentam uma incidência estimada em 1% das crianças e adolescentes em todo o mundo, segundo diversas pesquisas internacionais realizadas nos Estados Unidos, na Europa e na Ásia. Isso representa mais de seiscentos mil crianças e adolescentes brasileiros portadores do transtorno do espectro autista.

Outro dado epidemiológico importante é que a ocorrência de autismo é maior no sexo masculino, afetando cerca de quatro meninos para cada menina acometida. Sendo assim, estima-se que ocorra um caso de autismo para cada 42 nascimentos de meninos, enquanto que para o sexo feminino a relação seria de um caso para cada grupo de 189 meninas. Casos de autismo em meninas costumam ser mais graves, comprometedores e incapacitantes, quando comparados aos casos no sexo masculino.

Vale destacar um grande estudo publicado em 2014 pelo Center for Disease Control and Prevention (Centro de Controle e Prevenção de Doenças), órgão governamental americano com sede em Atlanta que divulgou dados impressionantes acerca da incidência de autismo nos Estados Unidos. Segundo o levantamento americano, cerca de uma criança a cada 68 é portadora do transtorno do espectro autista.

Esses dados são resultado do estudo Autism and Developmental Disabilities Monitoring Network (Rede de Monitoramento de Autismo e Transtornos do Desenvolvimento), realizado a cada dois anos, em que são analisadas as prevalências dos transtornos do espectro autista em diversas comunidades de todo o país.

EXISTEM MUITOS CASOS DE AUTISMO?

Desta forma, o transtorno do espectro autista ilustra um grande problema de saúde pública que deve ser enfrentado com a participação e o apoio de toda a sociedade civil, além de representantes do poder público. Precisamos desenvolver estratégias e projetos na área da saúde e da educação que incluam essas crianças e suas famílias.

CAPÍTULO 3

QUAIS SÃO AS CAUSAS E OS POSSÍVEIS FATORES DE RISCO PARA O AUTISMO?

Em primeira análise, quando falo em causas do transtorno do espectro autista, gostaria de enfatizar que essa condição ocorre em todos os grupos socioeconômicos, étnicos e raciais e possui uma distribuição global muito semelhante, afetando tanto nações ricas e desenvolvidas quanto países pobres e subdesenvolvidos.

Não sabemos exatamente as causas do autismo, entretanto, podemos enumerar diversos fatores de risco que parecem favorecer o desenvolvimento des-

MANUAL DO AUTISMO

sas condições comportamentais, incluindo fatores genéticos e ambientais.

Genética

Estudos científicos mostram que a genética está intimamente ligada ao autismo. Por exemplo, pais com um filho portador de autismo apresentam chances de cerca de 10% de ter um segundo filho com a mesma condição comportamental.

Outros estudos genéticos com gêmeos idênticos concluem que se um dos irmãos tiver autismo, a chance de o outro também ter varia entre 36% e 95%. No caso de gêmeos não-idênticos, a chance é reduzida para até 30%.

Ainda na esfera genética das hipóteses para o autismo, outros estudos mostram que crianças com algumas doenças de origem genética, como a síndrome de down ou a síndrome do X frágil, apresentam maior chance de também desenvolver o autismo.

Fatores ambientais

Os fatores ambientais seriam insultos ao cérebro em desenvolvimento durante o período gestacional. Nesse caso, doenças congênitas como a rubéola, encefalites, meningites, uso de drogas, má nutrição materna, dentre outros fatores poderiam hipoteticamente produzir alterações de estruturas cerebrais ou alterar fatores imunológicos e bioquímicos, predispondo e até mesmo desencadeando o comportamento autista.

Desta forma, infelizmente, podemos concluir que as causas do autismo infantil permanecem desconhecidas. Destaco o maior estudo epidemiológico sendo conduzido atualmente no mundo, chamado SEED – Study to Explore Early Development (Estudo para Explorar o Desenvolvimento Precoce). O SEED objetiva identificar os principais fatores de risco relacionados ao desenvolvimento do autismo, o que nos ajudaria a entender as causas e na busca pela prevenção e tratamento mais adequado para os transtornos do espectro autista.

Mães geladeira, vacinação e os mitos ligados ao autismo

Antigamente, acreditava-se que as chamadas "mães geladeira" seriam as causadoras do autismo infantil. O termo se refere a mães que demonstram pouco ou nenhum afeto em relação aos filhos, são negligentes e violentas. Estudos neurocientíficos demonstram que métodos de criação parental e ausência de afeto não causam autismo. Por outro lado, é possível afirmar que alguns fatores ambientais podem ser potencialmente influentes e ter alguma participação, mesmo que indireta, no desencadeamento da doença.

Outro mito com relação à origem do autismo é a vacinação. Em 1997, uma hipótese para a causa do autismo foi levantada pelo médico inglês Andrew Wakefield, que relacionou o aumento da incidência de autismo na Inglaterra com a vacina tríplice viral. Estudos posteriores comprovaram uma série de erros no artigo escrito pelo médico britânico, incluindo falhas metodológicas, conflitos de interesse e violações éticas. Seu artigo foi desqualificado pela comunidade científica internacional e sua licença médica, cassada.

QUAIS SÃO AS CAUSAS E OS POSSÍVEIS FATORES DE RISCO

Por mais absurda que tenha sido essa hipótese, diversos estudos foram conduzidos posteriormente e todos comprovaram que a vacinação não causa autismo.

CAPÍTULO 4

SINAIS DE ALERTA! QUAIS SÃO AS CARACTERÍSTICAS INICIAIS DO AUTISMO?

Milestones e a importância dos marcos evolutivos

Preocupados com o comportamento da filha Fernanda de 2 anos de idade, que ainda não falava, resistia aos cuidados paternos e não interagia com outras pessoas, o casal Ricardo e Juliana procuram a ajuda do médico pediatra da criança.

"Mãe, não seja ansiosa! Sua filha não tem nada. Clinicamente é muito saudável, mas ela é mais lenta no desenvolvimento mesmo... A menina tem o tempo dela, vamos aguardar mais alguns meses e tudo ficará bem, ok?"

Infelizmente, escuto relatos como esse diariamente no consultório. Mães que ao identificar comportamentos sugestivos de autismo levam suas dúvidas e angústias ao pediatra da criança e acabam por perder oportunidades de iniciar uma intervenção precoce para o tratamento do transtorno do espectro autista.

Vamos deixar claro uma coisa: não existe essa questão de "tempo dela". O que existem são marcos evolutivos importantes do desenvolvimento infantil, também chamados de *developmental child milestones*, que precisam ser conhecidos, respeitados e avaliados cuidadosamente, quando alterados.

Claro que não se trata de uma ciência exata. Entretanto, na identificação de atrasos importantes no desenvolvimento da criança, precisamos acender o sinal de alerta e iniciar uma investigação detalhada.

Portanto, pais, familiares, responsáveis e pediatras precisam estar atentos para alguns sinais de alerta para a possibilidade do transtorno do espectro autista. A presença de um desses sintomas não significa que a criança tenha autismo, mas deve sinalizar para a importância de uma avaliação comportamental detalhada a ser realizada por um médico especialista em desenvolvimento infantil.

Reforço que o autismo é uma questão de saúde pública, visto que a incidência dessa condição comportamental é muito elevada. Sendo assim, é de fundamental importância que o médico pediatra tenha conhecimento psicopatológico para conduzir bem os casos de autismo que diariamente aparecem em seu consultório e ambulatório médico.

Características principais

Bebês com autismo apresentam grande déficit no comportamento social, tendem a evitar contato visual e se mostram pouco interessados na voz humana. Eles não assumem uma postura antecipatória, por exemplo, colocando seus braços à frente para serem levantados pelos pais, podem ficar indiferentes ao afeto e não demonstrar expressão facial ao serem acariciados.

Outra característica observada em alguns bebês e crianças pequenas com autismo é o início normal de seu desenvolvimento de habilidades sociais. Mas de repente esse processo é interrompido e a criança começa a regredir em seu desenvolvimento social. Por exemplo: a criança com 1 ano e meio de idade que para de falar, de mandar tchau e de brincar socialmente, como nos jogos do tipo pega-pega.

Quando crianças, não seguem seus pais pela casa e não demonstram ansiedade por se separar dos mesmos. Não se interessam em brincar com familiares e há indiferença por jogos ou atividades em grupo. Suas ações podem se limitar a atos repetitivos e estereotipados, como cheirar e lamber objetos ou bater palmas e mover a cabeça e o tronco para frente e para trás.

O interesse por brinquedos pode ser peculiar: a criança pode gostar do movimento circular da roda de um carrinho ou do barulho executado por ele, por exemplo. Essas alterações estão relacionadas a respostas não usuais a experiências sensoriais diferentes vivenciadas pela criança.

Pode ocorrer fascinação por luzes, sons e movimentos que o despertem para um interesse muito grande pelo ventilador de teto ou por uma batedeira elétrica, por exemplo. A textura, o cheiro, o gosto, a forma ou a cor de um objeto também podem desencadear um interesse específico na criança com autismo.

Essa criança pode se sentir incomodada por pequenas mudanças em sua rotina diária, o que pode resultar em ataques violentos de raiva. Também é observado que quase a totalidade de crianças autistas resiste em aprender ou praticar uma nova atividade, sendo essa uma grande dificuldade para a adesão da criança em um programa de tratamento.

Transtornos associados

A inteligência fica comprometida em grande parte das crianças com autismo. Cerca de 80% desses pacientes apresentam algum grau de deficiência intelectual; contudo, muitas dessas crianças podem frequentar escolas e ter um desempenho acadêmico regular.

Outros transtornos associados podem estar presentes, e algumas dessas principais condições são o transtorno obsessivo compulsivo, o transtorno de ansiedade generalizada, os transtornos de tiques, o transtorno de déficit de atenção/hiperatividade, além de epilepsia, transtornos do humor, alterações de sono e agressividade.

Adolescentes autistas podem adquirir sintomas obsessivos, como ideias de contaminação, e apresentar comportamentos compulsivos e ritualísticos — por exemplo, toques repetitivos em certos objetos pessoais, rituais de lavagem e repetição de perguntas.

Sinais de alerta!

Aos 4 meses de idade:

- ❑ Não acompanha objetos que se movem na sua frente.
- ❑ Não sorri para as pessoas.
- ❑ Não leva as mãos ou objetos à boca.
- ❑ Não responde a sons altos.
- ❑ Não emite sons com a boca.
- ❑ Não sustenta a própria cabeça.
- ❑ Dificuldade em mover os olhos para todas as direções.
- ❑ Perdeu habilidades que já possuía.

Aos 6 meses de idade:

- ❑ Não tenta pegar objetos que estão próximos.
- ❑ Não demonstra afeto por pessoas familiares.

Sinais de Alerta!

- ❏ Não responde a sons emitidos nas proximidades.
- ❏ Não emite pequenas vocalizações.
- ❏ Não sorri, não dá risadas nem manifesta expressões alegres.
- ❏ Perdeu habilidades que já possuía.

Aos 9 meses de idade:

- ❏ Não senta, mesmo com auxílio.
- ❏ Não balbucia.
- ❏ Não reconhece o próprio nome.
- ❏ Não reconhece pessoas familiares.
- ❏ Não olha para onde você aponta.
- ❏ Não passa os brinquedos de uma mão para a outra.
- ❏ Não demonstra reciprocidade.
- ❏ Não responde às tentativas de interação.
- ❏ Perdeu habilidades que já possuía.

Aos 12 meses de idade:

- ❏ Não faz contato visual.
- ❏ Não engatinha.
- ❏ Não fica em pé, mesmo quando segurado.
- ❏ Não procura objetos que vê sendo escondidos.

MANUAL DO AUTISMO

- ❏ Não fala palavras como "papai" ou "mamãe".
- ❏ Não entende comandos como o de mandar tchau.
- ❏ Não aponta para objetos.
- ❏ Perdeu habilidades que já possuía.

Aos 18 meses de idade:

- ❏ Não anda.
- ❏ Não fala pelo menos seis palavras.
- ❏ Não aprende novas palavras.
- ❏ Não expressa o que quer.
- ❏ Não aponta para mostrar algo.
- ❏ Não se importa quando o cuidador se afasta ou se aproxima.
- ❏ Não copia comportamentos.
- ❏ Perdeu habilidades que já possuía.

Aos 2 anos de idade:

- ❏ Não fala frases com duas palavras que não sejam imitação (exemplo: quero água).
- ❏ Não copia ações ou palavras.
- ❏ Não segue instruções simples.
- ❏ Não anda de forma equilibrada.

Sinais de alerta!

- ❑ Não entende o que fazer com utensílios comuns como colher, telefone, escova de cabelo.
- ❑ Perdeu habilidades que já possuía.

Aos 3 anos de idade:

- ❑ Cai muito ao andar.
- ❑ Fala muito precária ou incompreensível.
- ❑ Não compreende comandos simples.
- ❑ Não consegue brincar de "faz de conta".
- ❑ Não consegue brincar com brinquedos simples (exemplo: quebra-cabeça, LEGO).
- ❑ Não tem interesse em brincar com outras crianças.
- ❑ Perdeu habilidades que já possuía.

Aos 4 anos de idade:

- ❑ Não brinca com outras crianças.
- ❑ Interage com poucas pessoas.
- ❑ Resiste a trocar de roupas.
- ❑ Não aprende histórias de "faz de conta".
- ❑ Apresenta dificuldades na fala.
- ❑ Não entende comandos simples.
- ❑ Não usa os pronomes "você" e "eu" corretamente.

MANUAL DO AUTISMO

❑ Tem dificuldade em rabiscar um desenho.
❑ Perdeu habilidades que já possuía.

Aos 5 anos de idade:

❑ Não demonstra variedade de emoções.
❑ É pouco ativo.
❑ Fica distraído facilmente.
❑ Não interage com as pessoas.
❑ Não sabe diferenciar o que é real do que é imaginário.
❑ Não desenha figuras.
❑ Não consegue escovar os dentes, tomar banho ou se vestir sozinho.
❑ Não conversa sobre atividades ou experiências diárias vividas.
❑ Não consegue falar o próprio nome completo.
❑ Não consegue jogar ou praticar uma série de atividades.
❑ Não usa o plural ou o tempo passado corretamente.
❑ Perdeu habilidades que já possuía.

CAPÍTULO 5

COMO SE FAZ A AVALIAÇÃO E O DIAGNÓSTICO DO AUTISMO?

Classificação atual

Os cinco critérios diagnósticos utilizados atualmente para a identificação do transtorno do espectro autista estão descritos no *DSM-5*, última publicação da Associação Americana de Psiquiatria, e são os seguintes:

A) Prejuízo em comunicação e interação social em múltiplos contextos:
1) Prejuízo em reciprocidade social e emocional.
2) Prejuízos em comportamento comunicativo não verbal utilizado para interação social.
3) Prejuízos no desenvolvimento, manutenção e entendimento de relacionamentos sociais.

B) Padrão de comportamento repetitivo e restritivo de interesses ou atividades, manifestadas por pelo menos dois dos seguintes:
1) Movimentos ou fala repetitivos e/ou estereotipados.
2) Insistência ou monotonia, inflexibilidade nas rotinas ou padrões ritualísticos no comportamento verbal ou não verbal.
3) Interesses restritos.
4) Hiper ou hiporeatividade à estimulação sensorial ou interesse atípico por estímulos ambientais.

C) Sintomas devem estar presentes no período de desenvolvimento inicial da criança.

COMO SE FAZ A AVALIAÇÃO E O DIAGNÓSTICO DO AUTISMO?

D) Os sintomas provocam prejuízos significativos no funcionamento social, ocupacional ou outras áreas importantes.

E) Essas alterações não são mais bem explicadas por deficiência intelectual ou atraso global do desenvolvimento. A deficiência intelectual e os transtornos do espectro autista podem coexistir; para fazer o diagnóstico de comorbidade, a comunicação social deve ser abaixo do esperado para o nível de desenvolvimento.

Avaliação diagnóstica

O diagnóstico do autismo é clínico, depende de uma minuciosa avaliação comportamental da criança e de entrevista com os pais. Caso a criança já esteja inserida em um programa educacional, a avaliação pedagógica escolar será também muito importante.

Durante esse processo de avaliação comportamental, algumas escalas padronizadas para rastreamento do transtorno do espectro autista também podem ser empregadas. Elas são descritas no final do capítulo.

Enfatizo que exames por imagem, como a ressonância nuclear magnética e a tomografia computadorizada, ou testes sanguíneos, não ajudam no diagnóstico e não devem ser realizados.

Basicamente, durante a avaliação comportamental o médico faz um rastreamento do desenvolvimento da criança, buscando identificar se ela está aprendendo as habilidades básicas referentes à fala, à linguagem corporal e ao comportamento social. Um atraso em qualquer dessas áreas pode ser sinal de um problema de desenvolvimento.

Normalmente, os médicos mais indicados para essa avaliação são psiquiatras especialistas na infância e adolescência, neurologistas da infância ou neuropediatras. Entretanto, reforço que seria de fundamental importância que médicos pediatras tivessem profundo conhecimento sobre desenvolvimento infantil. Desta forma, a grande maioria dos casos poderia ser identificada de forma precoce e não perderíamos oportunidades de tratar precocemente o transtorno do espectro autista.

Após o processo de avaliação comportamental e identificação do transtorno do espectro autista, o médico especialista deverá criar um plano indivi-

COMO SE FAZ A AVALIAÇÃO E O DIAGNÓSTICO DO AUTISMO?

dual de tratamento e dar início ao processo terapêutico.

Destaco novamente que quanto mais cedo for dado o diagnóstico, melhores serão as possibilidades e oportunidades de tratamento para a criança. Portanto, a identificação precoce, conforme o capítulo anterior enfatizou, deve ser a regra.

Escalas de avaliação

Algumas escalas padronizadas podem ser utilizadas durante o processo de avaliação da criança. As quatro escalas mais conhecidas são descritas a seguir:

CARS — Childhood Autism Rating Scale (Escala de Avaliação do Autismo na Infância) é uma escala com 15 itens que auxiliam no diagnóstico e na identificação de crianças com autismo, além de ser sensível na distinção entre o autismo e outros atrasos no desenvolvimento.

M-CHAT — Modified Checklist for Autism in Toddlers (Lista Modificada para Autismo em Crianças Pequenas) é uma escala de rastreamento que pode ser utilizada em todas as crianças durante visitas pediátricas, com o objetivo de identificar traços de autismo em crianças de idade precoce. Deve ser aplicada nos pais ou cuidadores da criança, sendo autoaplicável e simples.

ABC — Autism Behavior Checklist (Lista de Comportamento Autista) é um questionário constituído por 57 itens elaborados para avaliação de comportamentos autistas em pessoas com deficiência intelectual e que ajuda na identificação de diagnóstico diferencial de autismo.

PEP-R — Psychoeducational Profile Revised (Perfil Psicoeducacional Revisado) é um instrumento de medida da idade de desenvolvimento de crianças com autismo ou com transtornos correlatos da comunicação. Este instrumento surgiu em função da necessidade de identificar padrões irregulares de aprendizagem, visando a subsequente elaboração do planejamento psicoeducacional, segundo os princípios do Modelo TEACCH (Treatment and Education of Autistic and Communication Handicapped Children).

CAPÍTULO 6

COMO É O TRATAMENTO DO AUTISMO?

Plano individual de tratamento

O primeiro passo para o tratamento do autismo é a criação do Plano Individual de Tratamento (PIT). Esse PIT consiste em um projeto de tratamento que leva em consideração todas as necessidades individuais da criança com autismo. Lembre-se de que o transtorno do espectro autista engloba uma série de possibilidades e cada paciente apresenta necessidades diferentes do outro.

MANUAL DO AUTISMO

Portanto, saber identificar as necessidades de cada criança com autismo é fundamental para criar um plano individualizado e personalizado, a fim de explorar todas as suas potencialidades.

Vale destacar que a criação do PIT deve considerar diversos fatores, incluindo as necessidades específicas de cada criança, o grau de gravidade dos sintomas, a disponibilidade e a adesão da família ao tratamento.

Para tanto, devemos considerar alguns elementos-chave que formam os cinco pilares de orientação para a criação desse plano individual de tratamento:

- ❏ INDIVIDUALIZAÇÃO DO TRATAMENTO
- ❏ ATENDIMENTO PERSONALIZADO
- ❏ ATENDIMENTO INTERDISCIPLINAR
- ❏ COORDENAÇÃO DE SERVIÇOS
- ❏ DEFESA DE DIREITOS E ORIENTAÇÃO DE PAIS E CUIDADORES

Plano individual de educação

Tão importante quanto a criação do Plano Individual de Tratamento, também é de fundamental im-

COMO É O TRATAMENTO DO AUTISMO?

portância que a criança esteja inserida em um programa educacional que estimule sua aprendizagem e seu desenvolvimento. Isso pode ser realizado a partir da criação de um Plano Individual de Educação.

Esse plano educacional levará em consideração as necessidades particulares do estudante e terá como objetivo estruturar o ambiente escolar para promover a aprendizagem acadêmica e social, sempre respeitando as limitações individuais e estimulando as potencialidades da criança.

A estrutura do Plano Individual de Educação é de responsabilidade da coordenação pedagógica e dos orientadores educacionais, mas deve contar também com a ajuda da equipe terapêutica que acompanha o tratamento do jovem estudante.

A decisão por uma escola de ensino regular ou especial dependerá do grau de comprometimento do aluno. Toda a equipe terapêutica deve participar dessa escolha, orientando a família pela melhor estratégia educacional a ser seguida.

Janelas de oportunidade

Até poucas décadas atrás o autismo era um problema comportamental identificado apenas por volta dos 3 ou 4 anos de idade. Entretanto, com o avanço dos conhecimentos sobre essa patologia, tornou-se importante identificá-la o mais precocemente possível, de preferência até os dois primeiros anos de vida da criança.

Um dos grandes problemas no tratamento do transtorno do espectro autista é a demora na identificação dos sintomas e o consequente atraso para se fazer o diagnóstico e iniciar o tratamento. Hoje sabemos que o autismo é um transtorno do comportamento que possui "janelas de oportunidade" para intervenção. Isso significa que se esperarmos para agir, perderemos chances ímpares de promover a melhora desse paciente e limitaremos sua chance de obter sucesso no tratamento de determinados sintomas.

Como relatei no Capítulo 4, comumente lido com casos em que a família demorou muito a procurar ajuda especializada, por ter se deparado com profissionais que assumiram aquele discurso: "Não há nada incomum, a criança tem o tempo dela, vamos esperar." Pois enfatizo novamente que há marcos importantes do desenvolvimento infantil que precisam ser respeitados. Caso a criança apresente atrasos significativos, precisa ser avaliada criteriosamente por uma equipe médica especializada.

Logo, a precocidade do diagnóstico e do tratamento são fundamentais para ajudar no prognóstico e permitir que a criança seja tratada desde a idade pré-escolar. Quanto mais cedo identificado o problema, melhor!

Tratamento alternativo (perigo à vista!)

Esse termo se refere à tentativa de tratamento a partir de métodos considerados controversos pela medicina moderna. Algumas das modalidades utilizadas são dietas especiais, reposições vitamínicas, homeopatia, acupuntura, suplementação com sucos e ervas medicinais, quelação (suposta retirada de metais pesados do organismo), além de outros tratamentos sem comprovação científica de eficácia.

Essas tentativas de tratamento são potencialmente perigosas e desfocam os esforços terapêuticos para intervenções sem fundamentação científica. Dependendo da intervenção, podem colocar em risco a vida e a saúde da criança.

As propostas desses tratamentos são muito sedutoras. Qual pai ou mãe não faria qualquer coisa

MANUAL DO AUTISMO

para ver sua criança curada do autismo? Infelizmente, ainda não existe cura para o autismo, portanto, desconfie de intervenções terapêuticas "mágicas" que prometam eliminar sintomas ou curar o autismo. Sempre que tiver dúvidas sobre o tratamento, procure orientação do médico especialista de seu filho.

As 15 principais modalidades terapêuticas

O tratamento moderno para os transtornos do espectro autista é baseado em estudos científicos controlados realizados há décadas em diversos centros de pesquisa das mais respeitadas e renomadas instituições acadêmicas dos Estados Unidos, Canadá e Europa.

Intervenções conjuntas englobando psicoeducação, suporte e orientação de pais, terapia comportamental, fonoaudiologia, treinamento de habilidades sociais, medicação, dentre outras modalidades ajudam na melhoria da qualidade de vida da criança, proporcionando uma melhor adaptação ao meio em que ela vive.

COMO É O TRATAMENTO DO AUTISMO?

Destaco a seguir as 15 principais intervenções utilizadas no tratamento do transtorno do espectro autista atualmente. A lista é um conjunto de referências terapêuticas das principais diretrizes mundiais sobre o tema, além das recomendações da Academia Americana de Psiquiatria da Infância e Adolescência, da Academia Americana de Pediatria e do Centro de Controle de Doenças e Prevenção (CDC).

Orientação familiar e psicoeducação

A orientação familiar e o oferecimento de material psicoeducativo devem ser as primeiras intervenções terapêuticas. Normalmente, o momento de informar sobre o diagnóstico da criança e de conversar sobre o plano individual de tratamento é carregado de emoção, preocupações, dúvidas e muita ansiedade por parte dos pais.

O médico deve ser acolhedor e atencioso, esclarecendo todos os aspectos referentes ao diagnóstico e sobre o plano individual de tratamento.

Todo o universo de dados sobre a psicopatologia envolvendo o autismo deve ser explicado. Livros, folhetos, websites e toda forma de conteúdo psicoeducacional devem ser fornecidos à família da criança.

O trabalho psicoeducativo e de orientação dos pais será fundamental para aumentar a adesão ao tratamento e para gerar expectativas realistas sobre a evolução da criança ao longo do tempo.

Enriquecimento do ambiente

Essa modalidade de tratamento é baseada em uma intervenção simples, mas com resultados muito positivos. Trata-se de expor a criança a um ambiente doméstico rico em estímulos sensoriais diversos. Essa possibilidade de estimulação passou a ser estudada após a observação de que crianças pouco estimuladas vivendo em orfanatos romenos durante a ditadura de Nicolae Ceaușescu nas décadas de 1970 e 1980 desenvolviam alguns sintomas de autismo, o que foi denominado síndrome autística pós-institucional.

Estudos com modelos animais também demonstraram que aqueles que viviam em ambientes ricos de estímulos se desenvolviam melhor quando comparados a animais privados de estimulação.

COMO É O TRATAMENTO DO AUTISMO?

Para enriquecer o ambiente existem alguns protocolos de intervenção que incluem, por exemplo, duas exposições diárias (manhã e tarde) a diferentes fragrâncias de perfumes, escutar diferentes ritmos musicais durante o dia, realizar diferentes atividades motoras e assim por diante. Basicamente, a criança é estimulada diariamente com pelo menos trinta exercícios combinados com estímulos diferentes envolvendo os cinco sentidos (olfato, tato, paladar, visão e audição).

Estudos científicos estão mostrando que o enriquecimento do ambiente através dessa estimulação sistematizada produz uma melhora significativa dos sintomas de autismo em crianças e adolescentes. É importante destacar que essas intervenções são bem-sucedidas quando realizadas com crianças de até 4 anos de idade.

Medicação

Não existem medicações que possam tratar especificamente o autismo. Entretanto, algumas medicações podem ser utilizadas quando identificamos "sintomas-alvo", isto é, sintomas comportamentais que atrapalham o funcionamento global da criança e que podem ser tratados com medicamentos específicos.

Por exemplo, uma criança que apresenta comportamentos agressivos, movimentos repetitivos ou estereotipias, que é agitada, inquieta ou ansiosa, pode se beneficiar de uma intervenção farmacológica.

Outras crianças com diagnósticos associados, como o transtorno de ansiedade generalizada, o transtorno de déficit de atenção/hiperatividade, o transtorno de humor, dentre outros, também podem fazer uso de medicação objetivando a melhoria dos sintomas de sua patologia.

Terapia cognitivo-comportamental

Uma das intervenções mais utilizadas para o tratamento do autismo, a terapia cognitivo-comportamental ajuda a criança a reconhecer seus sentimentos e regular suas emoções: controlar a ansiedade, reduzir a impulsividade e melhorar seu comportamento social.

O terapeuta também terá como objetivo reduzir comportamentos repetitivos e estereotipados, controlar acessos de raiva e ensinar novas habilidades à criança ou ao adolescente.

Treinamento em habilidades sociais

O treinamento em habilidades sociais é uma modalidade terapêutica fundamental para o tratamento do autismo, pois as principais dificuldades dessas crianças são relacionadas à esfera social.

O intuito do terapeuta é ensinar e treinar habilidades importantes para a comunicação e interação social da criança, como olhar nos olhos, reconhecer gestos faciais e iniciar e manter uma conversa, por exemplo.

Ele pode contar histórias e envolver a criança em situações sociais simuladas. Posteriormente, a criança poderá treinar o comportamento desejado se engajando em situações reais que também envolvam outras crianças com as mesmas dificuldades.

Em uma terceira etapa, as crianças podem treinar comportamentos sociais em situações práticas do dia a dia, indo comprar um sorvete ou conversando com um amigo novo na escola, por exemplo.

Método ABA

Um tipo de tratamento comportamental que tem ganhado destaque ultimamente pelo sucesso de suas intervenções é o ABA, Applied Behavior Analysis (Análise do Comportamento Aplicado).

O método ABA é praticado por psicólogos experientes e consiste no estudo e na compreensão do comportamento da criança, de sua interação com o ambiente e com as pessoas com quem se relaciona.

Para corrigir os comportamentos problemáticos e estimular os assertivos e práticos, são desenvolvidos treinamentos e estratégias específicos a partir da compreensão e do funcionamento global da criança.

A utilização de reforçadores positivos é uma estratégia amplamente utilizada para auxiliar no sucesso do método. O progresso da criança pode ser mensurado e estudado de forma detalhada.

Dentro do método ABA existem diversas técnicas comportamentais que podem ser utilizadas objetivando a aprendizagem, a motivação, estimulando a comunicação e o ensino de habilidades verbais.

Fonoaudiologia

O trabalho do fonoaudiólogo é muito importante na estimulação das habilidades de comunicação verbal e não verbal. Quando corretamente incentivadas, essas crianças apresentam ganhos muito significativos na fala, na linguagem não verbal, na interação social, no ganho de autonomia e na melhoria de sua qualidade de vida e de sua autoestima.

Terapia ocupacional

A terapia ocupacional tem como finalidade o ensino de habilidades cotidianas para tornar a criança o mais independente possível. As habilidades treinadas podem incluir: se vestir, se alimentar, tomar banho, pedir auxílio e se relacionar com outras crianças ou cuidadores. A busca por algum grau de autonomia é um dos objetivos da terapia ocupacional.

Terapia de integração sensorial

A terapia de integração sensorial ajuda a criança a interagir com as informações sensoriais do ambiente. É comum crianças com autismo apresentarem dificuldade ao lidarem com componentes sensoriais, como sons, luzes e odores. Desta forma, a intervenção pode ajudar, por exemplo, crianças com dificuldades para responder a um toque ou à textura de uma roupa nova, ou que se incomodam com o barulho dos carros na rua ou com o perfume da mãe.

Método TEACCH

O método TEACCH, Treatment and Education of Autistic and Related Communication-handicapped Children (Tratamento e Educação de Crianças com Autismo e Dificuldades de Comunicação), é uma metodologia amplamente utilizada durante a aprendizagem de crianças com autismo. O método procura ensinar habilidades através de pistas visuais, como cartões ilustrados ou figuras que mostram à criança como se vestir a partir de informações quebradas em pequenos passos.

Método PECS

O PECS, Picture Exchange Communication System (Sistema de Comunicação por Troca de Figuras), utiliza cartões com símbolos para a aprendizagem de habilidades de comunicação. A criança usa os cartões para perguntar ou responder a perguntas e manter uma conversação.

Método *Floortime*

O *Floortime* foca em estimular o desenvolvimento emocional e relacional da criança. O método busca entender seus sentimentos, sua relação com os cuidadores e também a maneira como ela se relaciona com os órgãos dos cinco sentidos.

Mediador escolar

Um profissional importante no tratamento e no processo pedagógico dessa criança é o mediador escolar. Ele é o elo entre educadores, pais e o estudante.

Nos Estados Unidos, esse profissional é chamado de *shadow* (sombra). Essa denominação reforça o papel do mediador, que não deve trabalhar como um facilitador de tarefas, mas sim como uma sombra da criança.

O mediador escolar trabalha auxiliando a criança na sala de aula e em todos os ambientes escolares, como um personal trainer, regulando e ensinando regras sociais, estimulando a comunicação e sua participação em sala, acompanhando sua interação social com outras crianças, corrigindo rituais e comportamentos repetitivos e acalmando o estudante em situações de irritabilidade e impulsividade.

Um ponto importante sobre o trabalho do mediador escolar é que ele deve ser iniciado após a intervenção do psicólogo comportamental, que terá identificado as limitações da criança, seus potenciais e poderá coordenar e orientar o trabalho do mediador escolar.

A orientação ao mediador escolar proporcionará uma constante evolução da criança, atendendo às suas necessidades e criando oportunidades e metas de desenvolvimento a serem alcançadas.

O mediador deve ser treinado para documentar diariamente a evolução do estudante. Assim, pais, psicólogo comportamental e escola podem traba-

COMO É O TRATAMENTO DO AUTISMO?

lhar juntos para identificar comportamentos e situações problemáticas e realizar adaptações, mudanças de suporte e auxiliar na evolução acadêmica e comportamental da criança ou adolescente.

Encontros regulares entre orientador escolar, professores, mediador, psicólogo comportamental e pais ajudam na constante elaboração de metas e implementação de novas estratégias para ajudar o estudante.

Lembre-se, o objetivo final do mediador escolar é ensinar a criança autista a se tornar independente na escola.

Esportes

As atividades esportivas e de psicomotricidade também merecem destaque nas intervenções com crianças e adolescentes autistas, pois melhoram a saúde clínica da criança, auxiliam muito no desenvolvimento de habilidades motoras e de consciência corporal.

O esporte pode ser peça fundamental, pois aumenta a autoestima e facilita a socialização, propiciando assim a inclusão social dessas crianças em eventos escolares ou das comunidades em que vivem.

Grupos de apoio

Os grupos de apoio são formados por pais, profissionais e pesquisadores que buscam a divulgação do conhecimento científico sobre o autismo, promovendo campanhas e atividades direcionadas a motivar e orientar as famílias em sua procura por diagnóstico, tratamento, educação e inclusão social. Lutar para eliminar preconceitos e despertar o interesse e a boa vontade da sociedade brasileira também são alguns dos objetivos dessas instituições, que merecem todo o respeito e apoio.

Ressalto o belo trabalho de duas instituições brasileiras sem fins lucrativos: a Associação de Amigos do Autista (AMA) e a Autismo e Realidade.

A AMA foi a primeira associação de autismo no Brasil, tendo surgido na cidade de São Paulo em 1983 a partir da luta de pais de crianças autistas que buscavam o melhor tratamento possível para seus filhos. O grupo estava atrás de conhecimento, pois havia pouca informação a respeito desse diagnóstico e os pais ansiavam por oportunidades de amparo a seus filhos e famílias.

Como é o tratamento do autismo?

Após o início dos trabalhos da AMA e o aumento da divulgação de informações sobre o autismo na mídia brasileira, novas instituições e grupos de apoio foram criados no país, ajudando a desmistificar o transtorno do espectro autista. Isso motivou pais a procurar apoio e tratamento para seus filhos e estimulou profissionais da educação a buscar conhecimento para a inclusão educacional dessas crianças e adolescentes.

Em 2010 um grupo de profissionais e pais formaram a Autismo e Realidade com os objetivos de difundir conhecimento científico sobre o transtorno do espectro autista, motivar a busca por tratamento, promover debates, trocar experiências, apoiar a formação de profissionais na área da saúde e educação, estimular a inclusão educacional e social desses jovens, desmistificar e eliminar preconceitos e colaborar para que os direitos legais das pessoas com autismo sejam respeitados.

O modelo de funcionamento e estruturação da Autismo e Realidade foi inspirado na Autism Speaks, instituição criada nos Estados Unidos em 2005, que se transformou em uma das mais influentes organizações de defesa do autismo.

CASO CLÍNICO

André é uma criança que me foi encaminhada com 1 ano e 2 meses de idade e que acompanho na minha clínica na Barra da Tijuca, Rio de Janeiro. Seus pais receberam minha referência da escola-creche do filho. Segundo a mãe, André parecia indiferente ao afeto dos pais e dos cuidadores, não era empático, não sorria nem tinha interesse pelas pessoas.

"Doutor Gustavo, ele nunca olhou para mim, nem quando amamentava. O André é meu primeiro filho, mas vejo que ele é diferente das outras crianças da creche. Não elevava os braços quando era levantado do berço, não chora quando o deixo sozinho, não se interessa pela minha voz e não responde quando o chamo pelo nome. Já levamos ao oftalmologista e ao otorrino, mas não há perda visual ou auditiva! O que meu filho tem?"

André apresentava muita irritabilidade ao mudar de rotina, não tolerava sons de brinquedos, não gostava de ser acariciado e tinha um padrão alimentar muito restritivo.

Segundo a creche-escola, André não apontava para objetos, não mandava tchau, não utilizava gestos para se comunicar, não entendia jogos sociais básicos e não interagia com as outras crianças.

Após avaliar o pequeno André, juntamente com a escola e com sua família, formulei a hipótese diagnóstica de transtorno do espectro autista. Estruturei um plano individual de tratamento que envolve o trabalho psicoeducacional de orientar os pais, fornecer material educativo e encaminhá-los para um grupo de apoio.

COMO É O TRATAMENTO DO AUTISMO?

Além disso, planejamos um projeto de estimulação precoce com uma equipe interdisciplinar envolvendo uma psicóloga cognitivo-comportamental, uma fonoaudióloga, um psicomotricista e a mediadora escolar. As técnicas empregadas foram: terapia cognitivo-comportamental, ABA, terapia de integração sensorial e enriquecimento do ambiente da criança.

A creche-escola se mostrou muito receptiva e um plano individual de educação foi criado pela psicóloga cognitivo-comportamental em conjunto com a coordenadora pedagógica, professora e mediadora escolar.

Após dez meses de intensa intervenção, André já evidencia muitos sinais de melhora social. Ele já se engaja em atividades em grupo na creche-escola, olha nos olhos, atende aos principais comandos verbais e está iniciando o processo da fala. Em casa, a irritabilidade diminuiu muito e ele está começando a ficar mais receptivo a alguns alimentos. André já fica menos ansioso com mudanças de rotina e brinca com seus brinquedos sem se importar com os sons e barulhos dos mesmos.

CAPÍTULO 7

SÍNDROME DE ASPERGER

A síndrome de Asperger foi descrita pela primeira vez em 1944 pelo médico pediatra austríaco Hans Asperger. Ele relatou crianças com comportamento rígido, interesses específicos e déficit na socialização, além de algumas dificuldades na linguagem e na comunicação. Diferentemente das crianças com o autismo clássico, as descritas por Asperger apresentavam desenvolvimento cognitivo e intelectual normal e pouco atraso na aquisição da fala.

MANUAL DO AUTISMO

Vale destacar que oficialmente a síndrome de Asperger deixou de ser uma entidade nosográfica particular dentro do conjunto dos transtornos comportamentais. Os transtornos autísticos passaram a ser classificados juntos sob a nomenclatura de transtorno do espectro autista, segundo o *DSM–5*.

Hans Asperger

Hans Asperger nasceu na Áustria, em 1906. Estudou medicina na Universidade de Viena, colou grau em 1931 e se tornou diretor do setor de educação especial da clínica infantil universitária em 1932.

Em 1944 Asperger publicou um artigo em que descrevia quatro garotos com um padrão peculiar de comportamento e habilidades. Eles apresentavam dificuldade para ter empatia, pouca habilidade para fazer amigos, interesses sobre assuntos específicos ou especiais e problemas ao tentar manter um diálogo.

Asperger chamou essas crianças de "pequenos professores" devido à habilidade delas de conversar sobre seus assuntos prediletos com grande riqueza de detalhes e uma linguagem formal incomum para suas idades.

O médico austríaco faleceu em 1980, antes de seu trabalho ser internacionalmente reconhecido. Um dos principais motivos teria sido a dificuldade dos cientistas e pesquisadores mundo afora de compreender suas publicações em alemão, além do fato de muitos de seus artigos terem sido perdidos ou destruídos durante a Segunda Guerra Mundial.

SÍNDROME DE ASPERGER

O termo "síndrome de Asperger" foi introduzido no vocabulário médico em 1981 pela psiquiatra inglesa Lorna Wing, com a publicação de um artigo que fazia referência aos estudos do médico austríaco. A pesquisa da Dra. Wing levou a sucessivas publicações traduzidas para o inglês dos artigos originais de Hans Asperger.

Quem são as crianças de Hans Asperger?

A incidência da síndrome de Asperger é de aproximadamente 0,3% das crianças e adolescentes em idade escolar, sendo bem mais prevalente em meninos do que em meninas.

O desenvolvimento da criança parece normal a princípio, pois ela demonstra inteligência e não há atraso significativo na aquisição da linguagem; contudo, no decorrer dos anos seu discurso torna-se monótono e peculiar. Esse padrão diferente de fala pode dar a impressão de que a criança se comunica de maneira muito formal, sem utilizar gírias ou vícios de linguagem, preferindo palavras consideradas difíceis e rebuscadas.

Essa falta de flexibilidade aliada à persistência em falar de tópicos específicos são dois dos motivos da dificuldade de socialização. Esse padrão de

MANUAL DO AUTISMO

fala e rigidez comportamental parece cansar as outras crianças, que, sob essa ótica, veem o portador da síndrome de Asperger como chato e repetitivo.

Uma característica fundamental da síndrome de Asperger é a pouca habilidade social, o que leva a inadequações comportamentais e a dificuldades no entendimento das relações humanas. Pessoas com a síndrome de Asperger não lidam facilmente com mudanças, são inflexíveis, emocionalmente vulneráveis e instáveis. Também podem apresentar um comportamento excêntrico, vestir roupas estranhamente alinhadas e ter dificuldade para entender regras e normas sociais.

Há prejuízo na coordenação motora e na percepção visual e espacial. Essas pessoas frequentemente apresentam interesses peculiares e podem passar horas assistindo ao canal da previsão do tempo na televisão ou estudando exaustivamente seus assuntos preferidos, como dinossauros, o Egito, carros, aviões ou mapas de ruas.

Síndrome de Asperger na escola

❑ Fala como um adulto, de maneira formal.

SÍNDROME DE ASPERGER

- Tem diálogos intermináveis sobre assuntos preferidos, como carros e dinossauros.
- Tem dificuldade para entender metáforas, ditados populares ou piadas.
- Tem dificuldade em iniciar e manter uma conversa.
- Tem dificuldade em manter contato visual (olhar nos olhos).
- Tem dificuldade em se relacionar.
- Não reconhece expressões faciais.
- Tem dificuldade em entender os sentimentos dos outros.
- Apresenta poucos amigos, ou nenhum (mesmo desejando tê-los).
- Não compreende regras sociais.
- Prefere a presença de adultos.
- Demonstra comportamento ritualístico.

Quais são as causas?

Assim como nos outros transtornos do espectro autista, fatores neurobiológicos parecem estar envolvidos, logo, componentes genéticos e ambientais provavelmente participam na origem dessa condição comportamental.

MANUAL DO AUTISMO

Esse transtorno também acarreta maior vulnerabilidade para outras condições comportamentais, como o transtorno obsessivo-compulsivo, os transtornos do humor e a esquizofrenia.

O que fazer?

O tratamento da síndrome de Asperger segue a mesma plataforma terapêutica do autismo, entretanto, devido à menor gravidade dos sintomas, menor prejuízo intelectual e de linguagem, seu prognóstico é muito superior quando comparado aos casos mais graves de autismo.

O treinamento de habilidades sociais desempenha uma função essencial na melhoria de muitos sintomas, pois a socialização é uma das principais dificuldades dessas crianças. O aconselhamento familiar, a psicoterapia cognitivo-comportamental e a prática vocacional durante a adolescência também devem ser realizados.

O uso de medicação é normalmente recomendado nos casos de transtornos comportamentais associados, como o transtorno obsessivo-compulsivo, a depressão, os transtornos ansiosos, os tiques e o transtorno de déficit de atenção/hiperatividade.

SÍNDROME DE ASPERGER

As dificuldades de socialização provocadas pela síndrome de Asperger tornam a interação com outras crianças muito complicada, o que tende a isolar o acometido. Portanto, esportes coletivos como futebol, basquete e vôlei, por exemplo, podem ajudar o estudante tanto na adequação e na interação social como no desenvolvimento de habilidades motoras.

Muitos jovens com a síndrome de Asperger, quando bem-estimulados, conseguem ter uma vida independente, se casando, tendo filhos, constituindo família e sendo absorvidos pelo mercado de trabalho.

CASO CLÍNICO

Fernando, 8 anos de idade, é estudante de uma escola em Niterói, no Rio de Janeiro, que acompanho na minha clínica. Sua mãe procurou ajuda fazendo o seguinte comentário:

"Doutor Gustavo, o Fernando é diferente das outras crianças, ele não tem amigos e fala como um adulto, parece um professor."

Normalmente, essa diferença no padrão de fala de crianças portadoras da síndrome de Asperger é o que mais chama a atenção de pais e educadores. Fernando se comunicava com um vocabulário formal e mantinha diálogos intermináveis sobre seu assunto preferido: carros. Conhecia cada modelo de automóvel comercializado no Brasil, as características técnicas, além de informações sobre a localização das fábricas automotivas no Brasil e no exterior.

Fernando até me auxiliou na escolha de um carro:

"Doutor Gustavo Teixeira, esse automóvel não é bom, é desprovido de sistema de frenagem ABS e de sistema de direção elétrica! Consequentemente, não nos permite frear a tempo de uma colisão frontal; o veículo é uma carroça."

Apesar desse profundo conhecimento específico sobre carros, Fernando não conseguia manter uma conversa com outras crianças, pois era rígido, não sabia mudar de assunto, não olhava nos olhos dos colegas durante um diálogo e era considerado chato. Embora desejasse novas amizades, não tinha amigos e preferia a companhia de adultos.

Fernando tinha um desempenho acadêmico muito bom, mas era incapaz de entender metáforas, ditados populares e piadas. Também não conseguia se colocar no lugar das outras crianças, pois não compreendia regras sociais, o que lhe gerava muita frustração e ansiedade.

Ele iniciou um trabalho com o objetivo de desenvolver habilidades sociais; forneci material psicoeducacional aos pais e criamos um plano individual de tratamento que englobou terapia cognitivo-comportamental com ênfase em treinamento de habilidades sociais, fonoaudiologia, iniciação esportiva e orientação escolar.

Após oito meses de intervenção, Fernando já apresenta um grande avanço na sociabilidade, e seu repertório linguístico está melhor. Ele treina em uma escolinha de futebol de Niterói três vezes por semana, faz aulas de violão e é frequentemente convidado para festas de aniversário de seus novos colegas da escola!

CAPÍTULO 8

SITES NA WEB

A rede mundial de computadores contém uma série de endereços eletrônicos por meio dos quais podemos ter fácil acesso a informação de qualidade sobre o transtorno do espectro autista. A seguir listo alguns sites em que textos e informações podem ser encontrados.

Sites em português

Comportamento infantil:
www.comportamentoinfantil.com
Associação de Amigos do Autista (AMA):
www.ama.org.br
Autismo e realidade:
www.autismoerealidade.org

Sites em inglês

American Academy of Child and Adolescent
Psychiatry: www.aacap.org
American Academy of Pediatrics: www.aap.org
Center for Disease Control and Prevention:
www.cdc.gov/ncbddd/autism
National Institute of Mental Health (NIMH):
www.nimh.nih.gov
Autism Society of America:
www.autism-society.org
The Autism Treatment Network:
www.autismspeaks.org
First Signs: www.firstsigns.org
NYU Child Study Center: www.aboutourkids.org

BIBLIOGRAFIA

AMERICAN ACADEMY OF CHILD AND ADO-LESCENT PSYCHIATRY. *Practice Parameter for the Assessment and Treatment of Children and Adolescents with Autism Spectrum Disorder.* Disponível em www.aacap.org. Acessado em 10/02/2015.

AMERICAN PSYCHIATRIC ASSOCIATION. *Diagnostic and statistical manual of mental disorders.* 5ª ed. Washington, D.C.: American Psychiatric Association, 2014.

AMERICAN PSYCHIATRIC PUBLISHING. *Textbook of child and adolescent psychiatry.* 3ª ed. Washington, D.C.: American Psychiatric Publishing, 2004.

ASSUNÇÃO, F. e KUCZYNSKI, E. *Tratado de psiquiatria da infância e adolescência.* São Paulo: Editora Atheneu, 2003.

BENDER L. *In memoriam Leo Kanner, M.D. June 13, 1894-April 4, 1981.* J Am Acad Child Psychiatry. 1982.

CENTERS FOR DISEASE CONTROL AND PREVENTION. http://www.cdc.gov/ncbddd/autism/index.html. Acessado em 10/02/2015.

COHEN D. et al. *Specific genetic disorders and autism: Clinical contribution towards their identification.* J Autism Dev Disord. 2005.

CORDIOLI, A.V. *Psicofármacos: consulta rápida.* 4ª ed. Porto Alegre: Artmed Editora, 2010.

CUMINE, V. et al. *Asperger Syndrome: A practical Guide for Teachers.* David Fulton Publishers. 1998.

DAVIS, M.R. *School success for kids with emotional and behavioral disorders.* Waco: Prufrock Press Inc., 2011.

DIGUISEPPI, C. et al. *Screening for autism spectrum disorders in children with Down syndrome.* J Dev Behav Pediatr. 2010.

HALL, S. et al. *Compulsive, self-injurious, and autistic behavior in children and adolescents with fragile X syndrome.* Am J Ment Retard. 2008.

HALLMAYER, J. et al. *Genetic heritability and shared environmental factors among twin pairs with autism.* Arch Gen Psychiatry. 2011.

HANDLEMAN, J.S. et al. *Preschool Education Programs for Children with Autism.* 2ª ed. Austin, TX: Pro-Ed. 2000.

IBGE. Disponível em www.ibge.gov.br/brasil_em_sintese. Acessado em 10/02/2015.

BIBLIOGRAFIA

KANNER, L. *Autistic disturbances of affective contact. Nerv Child.* 1943.

KANNER, L.; EISENBERG, L. *Early infantile autism 1943–1955.* Am J Orthopsychiatry. 1956.

LEVY, S. *Complementary and Alternative Medicine Among Children Recently Diagnosed with Autistic Spectrum Disorder;* Journal of Developmental and Behavioral Pediatrics, December 2003; vol. 24: p. 418-423. News release, Health Behavior News Service.

ORGANIZAÇÃO MUNDIAL DE SAÚDE. *Classificação estatística internacional de doenças e problemas relacionados à saúde.* 10ª ed. São Paulo: Editora da Universidade de São Paulo, 1996.

RANGÉ, B. *Psicoterapias cognitivo-comportamentais: um diálogo com a psiquiatria.* Porto Alegre: Artmed, 2001.

RONALD, A. *Genetic heterogeneity between the three components of the autism spectrum: A twin study.* J. Am. Acad. Child Adolesc. Psychiatry. 2006.

RUTTER, M. e TAYLOR, E. *Child and Adolescent Psychiatry.* 4ª ed., Blackwell Publishing, 2002.

STAHL, S.M. *Psicofarmacologia — Base neurocientífica e aplicações práticas.* 2ª ed., MEDSI Editora Médica e Científica Ltda., 2002.

STALLARD, P. *Bons pensamentos — bons sentimentos: manual de terapia cognitivo-comportamental para crianças e adolescentes.* Porto Alegre: Artmed, 2004.

STUBBE, D. *Child and Adolescent Psychiatry.* Filadélfia: Lippincott Williams & Wilkins, 2007.

SUMI, S. et al. *Sibling risk of pervasive developmental disorder estimated by means of an epidemiologic survey in Nagoya, Japan.* J Hum Genet. 2006.

TEIXEIRA, G. *Manual dos transtornos escolares.* Rio de Janeiro: Editora Best*Seller*, 2013.

THE AUTISM TREATMENT NETWORK. www.autismspeaks.org. Acessado em 10/02/2015.

UNITED STATES DEPARTMENT OF EDUCATION. Disponível em www.ed.gov. Acessado em 10/02/2015.

WING, L. *Asperger's syndrome: a clinical account.* Psychol Med, 1981.

WOO, C.; LEON, M. *Environmental enrichment as an effective treatment for autism: A randomized controlled trial.* Behavioral Neuroscience, Vol. 127(4), Aug 2013.

ZECAVATI N. et al. *Neurometabolic disorders and dysfunction in autism spectrum disorders.* Curr Neurol Neurosci Rep. 2009.

O AUTOR

Gustavo Teixeira é natural de São José do Rio Preto, estado de São Paulo. Estudou nos Estados Unidos, graduando-se pela South High School, em Denver, estado do Colorado, onde aprendeu sobre programas escolares de inclusão de crianças com necessidades especiais.

Tornou-se médico aos 25 anos de idade e continuou seus estudos no Instituto de Psiquiatria da Universidade Federal do Rio de Janeiro. Ele também é pós-graduado em Intervenções Escolares no Autismo pela Universidade da Califórnia em Los Angeles (UCLA), em Dependência Química pela Universidade Federal de São Paulo, em Saúde Mental Infantil pela SCMRJ, e possui curso de extensão em Psicofarmacologia da Infância e Adolescência pela Harvard Medical School.

É mestre em Educação pela Framingham State University, nos Estados Unidos, e palestrante internacional em inclusão e educação especial.

Dr. Gustavo já apresentou dezenas de workshops em vários países nos últimos anos, incluindo Estados Unidos, Austrália, Coreia do Sul, Áustria, Inglaterra e Suécia, e cursos de verão nos Estados Unidos para o Department of Special Education and Communication Disorders da Bridgewater State University, universidade americana localizada no estado de Massachusetts, onde é professor visitante.

No Brasil, ele também realiza palestras em universidades e escolas para orientar professores e psicólogos sobre as principais condições comportamentais que afetam crianças e adolescentes no ambiente escolar.

CONTATO COM O AUTOR

Contatos para consultorias, palestras, cursos, eventos, entrevistas e consultas:

www.comportamentoinfantil.com
gusteixeira@hotmail.com
www.facebook.com/comportamentoinfantil

Este livro foi composto na tipologia Adobe Garamond Pro,
em corpo 13/18, impresso em papel offwhite,
no Sistema Cameron da Divisão Gráfica
da Distribuidora Record.